QUELQUES CONSIDÉRATIONS

SUR LES

ABLATIONS PARTIELLES

DU GLOBE OCULAIRE

PAR

S. Emm. KONTOLÉON,

DOCTEUR EN MÉDECINE DES FACULTÉS D'ATHÈNES ET DE PARIS.

PARIS

A. PARENT, IMPRIMEUR DE LA FACULTÉ DE MÉDECINE

RUE MONSIEUR-LE-PRINCE, 29 ET 31

1874

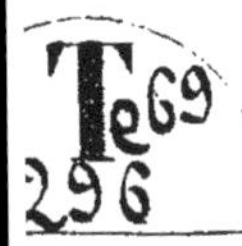

QUELQUES CONSIDÉRATIONS

SUR LES

ABLATIONS PARTIELLES

DU GLOBE OCULAIRE

PAR

S. Emm. KONTOLÉON,

DOCTEUR EN MÉDECINE DES FACULTÉS D'ATHÈNES ET DE PARIS.

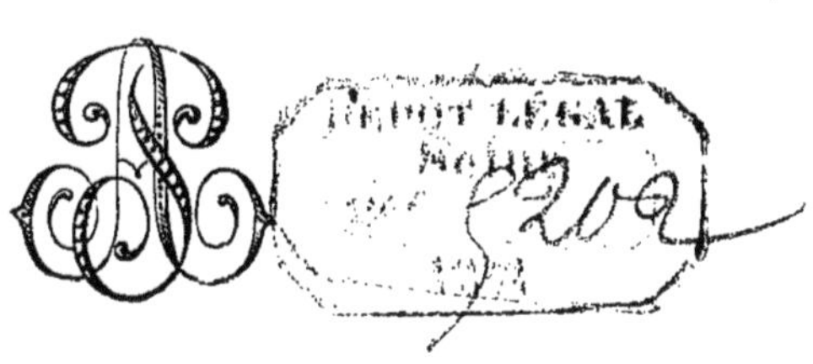

PARIS

A. PARENT, IMPRIMEUR DE LA FACULTÉ DE MÉDECINE

RUE MONSIEUR-LE-PRINCE, 29 ET 31

1874

QUELQUES CONSIDÉRATIONS

SUR LES

ABLATIONS PARTIELLES

DU GLOBE OCULAIRE.

C'est dans les cas de staphylômes généraux de la cornée et de l'iris (la slcérotique distendue ou non par l'ectasie), où la cornée tout entière est transformée en tissu cicatriciel opaque et la vision est abolie ; staphylômes qui, par leur forme, leur couleur et leur volume occasionnent une grande difformité et une gêne parfois considérable et qui souvent, en s'enflammant, peuvent devenir la source d'accidents sérieux, de douleurs, etc., et compromettre l'œil resté sain ; c'est dans ces cas qu'on est obligé de recourir à l'ablation d'une partie ou même de la moitié du globe oculaire, suivant les indications.

Mais quelques opérateurs pratiquent, en outre, l'ablation de la moitié antérieure du globe, ou l'excision seulement de la cornée, dans les cas de blessures graves de l'œil, avec pénétration ou non d'un corps étranger, toutes les fois qu'il y a perte définitive de la vision et menace d'accidents sympathiques du côté de l'autre œil.

Cette opération, regardée autrefois comme presque complètement inoffensive, offre cependant quelques dangers qui, selon nous, méritent d'être pris en considération. Mon but donc est d'étudier, dans ce travail, les avantages et les inconvénients de l'ablation partielle du globe, avec ou sans suture, et surtout de signaler quelques accidents qu'on a observés pendant et après l'opération; je veux parler de l'hémorrhagie, de la suppuration et de l'ophthalmie sympathique consécutive.

Il est vrai que les observations que j'ai pu rassembler ne sont pas nombreuses, elles offrent néanmoins un certain intérêt pratique.

Du reste, je me hâte de le dire, je ne suis point exclusif, car je sais bien que cette opération, surtout l'ablation avec suture, présente un grand avantage au point de vue de la prothèse et qu'elle est souvent pratiquée avec un succès complet et définitif. Mais il n'est pas moins vrai que, dans beaucoup de cas, il serait imprudent de préférer l'ablation partielle à l'énucléation, pour la seule raison d'obtenir un bon moignon, ferme et mobile, quand on sait qu'on pouvait avoir des accidents sérieux plus tard.

Je diviserai ce travail en deux parties :

La première sera consacrée à l'étude de l'ablation partielle, dans les cas de blessure de l'œil; dans la seconde partie, j'étudierai la même opération dans les cas de staphylômes.

PREMIÈRE PARTIE

DE L'ABLATION PARTIELLE DU GLOBE OCULAIRE
DANS LES CAS DE BLESSURES GRAVES DE L'ŒIL.

L'énucléation du globe imaginée par Bonnet, de Lyon, en 1841 (1), a été pratiquée pour la première fois par Stœber de Strasbourg, en 1842. Pritchard et Critchett l'ont introduite en Angleterre en 1851. Pritchard, le premier, a pratiqué cette opération dans les cas d'ophthalmie sympathique. La conduite de ce chirurgien fut bientôt suivie par d'autres. Mais, en même temps, quelques chirurgiens ont pensé que l'ablation partielle du globe pouvait suffire à conjurer les accidents sympathiques, tout en conservant un moignon assez mobile pour l'adaptation d'un œil artificiel. Tel était l'avis de Taylor, de Barton de Manchester, de Walton et d'autres. Mais ce sont là des opinions relativement anciennes.

Cependant cette manière de voir compte encore des partisans parmi les modernes, en France et dans d'autres pays. Voici comment s'exprime, sur ce sujet, un oculiste américain, Williams, de Cincinnati : « Il y a un point de pratique, disait-il dans le congrès ophthalmologique de Paris, sur lequel je crois tous les chirurgiens expérimentés sont d'accord, c'est qu'un œil perdu et encore douloureux, doit être sacrifié, pour arracher l'autre à un danger prochain ou éloigné.

« Mais quelle opération doit-on pratiquer dans un tel cas? Ce n'est pas là une question indifférente; les uns

(1) Traité des sections tendineuses et musculaires, par Bonnet, de Lyon Paris, 1841, p. 321.

disent : enlevez l'organe d'après le procédé de Bonnet ;
les autres : faites une ablation partielle. Je suis depuis
longtemps partisan du retranchement partiel, et voici
pourquoi ; c'est une opération beaucoup moins sérieuse
que l'énucléation (?) ; elle est plus vite faite ; elle dé-
figure beaucoup moins le malade ; elle est aussi puis-
sante pour la protection de l'œil sain ou menacé ;
elle laisse un moignon beaucoup plus favorable à
la prothèse. — Souvent quand il y avait un corps
étranger dans l'œil, je l'ai cherché de suite et j'ôtais
des masses de lymphe coagulée, sans avoir jamais eu
une hémorrhagie sérieuse. Il n'y a rien de plus facile ni
de plus rapide que ce procédé. J'ai pratiqué cette méthode dans un grand nombre de cas ; les douleurs ont
toujours cessé promptement, et je n'ai jamais manqué
de sauver l'autre œil... On ne peut pas avoir un meilleur
résultat (1) ».

La plupart des arguments de l'oculiste américain me
semblent de ceux qui ne supportent pas une critique
sérieuse. Et d'abord, peut-on soutenir que l'énucléation
est une opération beaucoup plus sérieuse et moins rapide que l'ablation partielle ? Au contraire, tout le monde
sait qu'il y a très-peu d'opérations d'une innocuité aussi
complète que l'énucléation, et si elle pèche par quelque
chose, ce n'est certainement pas par ce qu'elle est diffi-
cile ou longue à exécuter.

Son principal défaut n'est pas qu'elle laisse un anoph-
thalmos complet avec une grande cavité béante ; car
celle-ci est couverte par l'émail, mais c'est que les parties
qui restent ne sont pas suffisamment douées pour former

(1) Compte-rendu du congrès ophthalmol. de Paris, Bruxelles, 1863,
p. 139.

un moignon assez grand et assez mobile pour supporter
l'œil artificiel. Mais est-ce qu'un tel moignon est toujours obtenu après l'ablation partielle, et surtout après
l'ablation sans suture à laquelle Williams fait allusion?
Loin de là. Nous savons parfaitement que toutes les fois
que l'ablation est suivie d'une inflammation vive et de
suppuration, ce qui n'est pas rare, les tuniques du globe
et même les muscles finissent par se rider et s'atrophier
et n'offrent plus qu'un petit moignon rudimentaire, peu
mobile et peu propre à soutenir et à mouvoir un œil
artificiel.

Et, sans exagération, on peut ajouter qu'il y a des cas
dans lesquels le moignon obtenu après l'énucléation,
est assez fort et assez mobile pour imprimer à l'émail
tous les mouvements exécutés par l'œil sain.

J'ai vu des malades qui avaient subi l'énucléation, soit
dans les hôpitaux, soit dans les cliniques ophthalmologiques, conserver des moignons assez mobiles. Tout
dernièrement encore M. Wecker m'en a montré deux
cas dans sa clinique.

C'est probablement parce qu'on a eu soin de couper
les muscles au ras de leurs attaches scléroticales et de
conserver le plus possible de la conjonctive.

Quant au danger de l'hémorrhagie il n'est pas vraiment trop à craindre dans des cas pareils. C'est ordinai-
rement dans les cas de staphylômes volumineux, quand
surtout la sclérotique y participe et la pression intra-
oculaire est exagérée, qu'il faut redouter l'hémorrhagie.
Cet accident est à redouter, non pas pour le danger im-
médiat qu'il présente, mais parce qu'il entraîne très-
souvent la suppuration du reste du globe et ses suites.

La suppuration des tuniques oculaires peut survenir, après l'ablation, sans qu'une hémorrhagie plus ou moins considérable ait lieu. Or, toutes les fois que cet accident se déclare, tout avantage de l'ablation partielle, au point de vue de la prothèse, disparaît. En outre, la cicatrisation déjà languissante quand même le travail de la réparation marche régulièrement, devient alors très-longue, et le pire, c'est qu'il y a des souffrances très-vives qu'on aurait évitées si on avait fait l'énucléation ; et c'est là encore un des principaux avantages de cette dernière : pas de suppuration, pas de souffrances consécutives ! Cela est important, surtout pour de pauvres malades qui, avant l'opération, ont été tourmentés par des douleurs névralgiques violentes, comme on en observe souvent dans ces cas.

Il ne reste donc en faveur de l'ablation partielle qu'un seul et unique avantage, c'est sa supériorité au point de vue de la prothèse, et cet unique avantage est souvent annihilé par la suppuration.

Mais il arrive quelquefois qu'après la cicatrisation complète, à une date plus ou moins éloignée de l'opération, le moignon devient irritable et douloureux, soit par le frottement de l'œil artificiel sur la cicatrice, soit à cause des dépôts calcaires ou des plaques osseuses qui se forment quelquefois dans l'intérieur du moignon, soit enfin spontanément et sans cause appréciable. Cette irritation peut se répéter et provoquer des poussées inflammatoires, qui engendrent l'ophthalmie sympathique, ce qui n'arrive jamais après l'énucléation, quand celle-ci a été pratiquée avant l'explosion de l'inflammation sympathique.

Quoique les affections sympathiques de l'œil aient

été bien étudiées dans ces derniers temps (1), depuis que Mackenzie a attiré l'attention des oculistes, cependant il y a encore des points obscurs, entre autres, dans le chapitre de l'étiologie et de la pathogénie.

En ce qui concerne l'étiologie, je rapporterai plus loin plusieurs observations qui prouvent péremptoirement, que l'ophthalmie sympathique ou réflexe connaît souvent pour cause l'inflammation réitérée ou l'irritation simple du moignon des globes déjà opérés par un procédé quelconque, ou même des moignons d'yeux phthisiques ou atrophiés.

Faut-il admettre que, dans ces cas, le corps ciliaire fut laissé intact toujours? Je ne le crois pas. Les recherches d'Iwanoff (2), de Hirschberg (3) et d'autres, nous ont appris, il est vrai, qu'après l'énucléation des yeux qui avaient provoqué une irritation sympathique, on trouve le corps ciliaire enflammé, détaché, ce qu'ils considèrent comme le point de départ de l'irritation réflexe.

Cependant il y a des cas où le corps ciliaire a été enlevé par l'opération, et néanmoins l'ophthalmie réflexe survient. Il faut donc admettre qu'il suffit, dans certains cas, que quelques filets ciliaires aient conservé leur conductibilité pour qu'ils puissent donner lieu à des irradiations réflexes.

Et cependant quelques chirurgiens et oculistes modernes pensent encore qu'on peut dissiper tout danger d'ophthalmie sympathique par une ablation partielle.

Foucher, dans sa traduction du petit traité de Wharton

(1) Voir Brondeau, th. Paris, 1858. Rondeau, th 1866. Laqueur, 1869.
(2) Mooren's « Sympatische Geischtesörungen, » p. 161. Trad. franc. 1870, p. 160.
(3) « Klinische Monatsblätter, » oct., 1869, p. 297.

Kontoléon.

Jones semble donner la préférence aux ablations par-
tielles (1).

Dans leur supplément de la traduction de Mackenzie,
Warlomont et Testelin pensent que, dans quelques cas,
on pouvait se contenter d'exciser la cornée, comme le
faisait Follin pour les staphylômes, chasser le cristallin
et vider une partie du corps vitré (2).

On lit dans la thèse de Rondeau que M. le professeur
Richet adopte aussi cette pratique. Après avoir fait
l'ablation partielle, dit l'auteur, M. Richet ne craint
plus les phénomènes sympathiques (3).

Enfin Critchett lui-même qui, déjà, en 1863, avait pro-
noncé un discours remarquable à propos de l'ophthalmie
sympathique (4), s'est ainsi exprimé dans le dernier congrès ophthalmologique de Londres (5).

« La question de l'opportunité de l'énucléation dans
les traumatismes est l'une des plus difficiles qu'on
puisse nous soumettre. Cette difficulté est si grande
qu'au point de vue du fait on ne saurait poser aucunes
règles applicables à chacun des cas... On doit examiner
chaque cas sous son aspect particulier, et faire la balance
du pour et du contre. Il y a des cas, et l'on en pourrait citer
un grand nombre, où l'énucléation se présente comme
la seule chance de salut pour le patient. Je ne veux pas
essayer de poser des règles ni indiquer les symptômes
réclamant l'adoption de telle ou telle ligne de conduite,

(1) Trad. de Wharton Jones, Paris, 1862, p. 291.
(2) Supplément du traité de Mack., p. 383.
(3) Rondeau thèse citée, p. 65.
(4) Compte-rendu congrès de Heidelberg, 1863. Ann. d'Ocul., 1864,
p. 231.
(5) Compte-rendu du congrès de Londres, 1872, p. 30.

mais faire cette seule observation, qu'il est nécessaire
dans tous ces cas de réfléchir mûrement avant de se
décider à l'opération. Il faut en même temps faire de
grandes distinctions; ainsi, quant à moi, j'établis une
différence de traitement, suivant qu'il s'agit d'une personne jeune, ou d'une autre avancée en âge. L'énucléation complète n'est pas toujours nécessaire, et, chez les
jeunes gens, c'est, à mon sens, à l'*ablation partielle* qu'il
faut avoir recours de préférence.»

Il paraît certain que, dans quelques cas favorables de
ce genre, on a pu faire l'ablation partielle avec un succès parfait. Mais les observateurs qui défendent cette
manière de voir ne nous disent pas s'ils ont suivi leurs
malades jusqu'à la fin, et nous savons parfaitement que
les phénomènes sympathiques peuvent éclater plusieurs
années après l'opération. C'est là un point capital dont
il faut tenir compte; c'est sans doute par des considérations de ce genre que la grande majorité des ophthal-
mologues et des chirurgiens qui s'occupent des maladies de l'œil, se sont inspirés pour repousser l'ablation
partielle dans tous les cas où il y a lieu de craindre l'ophthalmie sympathique, comme par exemple dans les cas
de traumatisme.

Donders, Arlt, Stellwag von Carion (communications
écrites) partagent cette manière de voir. Les oculistes
de Moorfields ophtalmic hospital, et M. Critchett lui-
même suivent cette conduite, à en juger des rapports de
cet hôpital, dont j'ai parcouru plusieurs volumes sans
rencontrer une seule observation d'ablation partielle,
dans un cas de traumatisme de l'œil. Enfin telle est la
pratique de la plupart de nos maîtres dans les hôpitaux
de Paris, de M. le prof. Trélat, de M. Duplay, de M. Pa-
nas, M. Labbé, etc., etc.

M. Gosselin croit qu'on a beaucoup abusé de l'énucléation dans ces derniers temps ; cela peut être vrai sans rien prouver en faveur de l'ablation partielle dans les cas qui nous occupent.

M. Richet nous disait aussi, il y a peu de temps, qu'il a pratiqué plus de 30 fois cette opération (l'ablation partielle), et il s'en est toujours bien trouvé.

On pourrait objecter à mon savant maître qu'il était nécessaire de suivre les malades opérés par l'ablation, pendant très-longtemps, pour pouvoir se prononcer en faveur de cette dernière opération.

En attendant, je vais rapporter quelques observations qui viennent à l'appui de l'opinion que je défends.

Obs. I. — Leçon professée à la Charité par M. Gosselin (1871), et recueillie par MM. Paul Berger et Lecerf, élèves du service.

Un homme couché au n° 10 de la salle Sainte-Vierge, corroyeur de son état, a été blessé dans l'œil gauche par un coup de baïonnette, à la bataille de Bazeilles. L'œil s'est vidé en partie, s'est enflammé, et un chirurgien a dû pratiquer l'amputation de son segment antérieur. La guérison s'est terminée sans autre accident, et il est resté un moignon sur lequel on a appliqué quinze jours après, c'est-à-dire trop tôt, un œil de verre ; celui-ci présente déjà une altération de son poli qui le fait reconnaître même à l'examen le plus superficiel. Le moignon devint douloureux et le malade souffrait surtout au moment où l'œil droit, à son tour, est tombé malade. Ces considérations peuvent nous autoriser à ranger la maladie de l'œil droit dans la catégorie des affections sympathiques...

La pupille ayant été dilatée par l'atropine, on put constater qu'en un point l'iris était entraîné en arrière, phénomène dû à une synechie postérieure. Bientôt l'ophthalmoscope nous révéla des lésions plus graves et multiples : exagération considérable de la coloration du fond de l'œil ; vers le centre on voyait des taches d'un rouge foncé, dues à de véritables ecchymoses, taches formées par du sang extravasé. Çà et là, il y avait des taches pigmentaires, répandues surtout sur les parties antérieures du champ rétinien et, au centre de ce dernier, une strie transversale très-blanche...

Ainsi, il a eu une profonde modification du fond de l'œil que l'on peut y résumer par ces mots : « Choroïdo-rétinite exsudative avec plaques pigmentaires et ecchymoses. » Pour ce qui est de la papille, qu'il a été impossible au premier examen de découvrir au milieu de toutes ces lésions, de nouvelles recherches nous l'ont montrée, mais visible seulement dans sa moitié inférieure et interne, pâle, atrophiée, privée de ses vaisseaux, et affectant la forme d'un simple croissant.

Quelques vaisseaux minces et presque capillaires en partent encore néanmoins, et, de là, vont gagner la partie supérieure du champ rétinien, en disparaissant sous la tache exsudative, pour se montrer parfois de l'autre côté.

Mais quelles sont les causes de ces lésions? Vraisemblablement, il existait depuis quelque temps une congestion du fond de l'œil qui a préparé la rupture des vaisseaux. L'irritation sympathique de l'œil droit, jusque-là sain, a-t-elle produit une altération, non encore décrite, des tuniques vasculaires dans les ramifications de l'artère centrale de la rétine? A-t-elle amené l'hémorrhagie en diminuant la consistance des tissus environnants et principalement de la rétine? A-t-elle agi simplement en augmentant la pression du sang dans les vaisseaux, par le fait d'une congestion réflexe qui en constituait le phénomène le plus saillant? Telles sont les questions que je livre (M. Gosselin), à vos réflexions et que, pour ma part, je ne puis trancher.

Ces points du reste, importent peu au pronostic, qui, lui-même, est fort incertain. Les ecchymoses, les exsudats pourront se résorber, mais les taches pigmentaires ne disparaîtront pas. Ce qui persistera malheureusement toujours, c'est cette atrophie de la papille, l'expérience clinique ayant démontré que cette lésion était sans remède, et notre seul espoir est de voir la marche rapide de l'affection enrayée par un traitement bien entendu, et peut-être même une amélioration légère suivre la résorption des exsudats et des extravasations sanguines. Pour obtenir ce résultat, nous chercherons :

1° A diminuer l'irritation locale, en empêchant l'application de l'œil artificiel, cause de ces congestions répétées, passagères d'abord, puis permanentes;

2° A supprimer l'influence sympathique en remplaçant l'œil prothétique par un autre mieux conditionné, en interdisant surtout au malade de le porter, tant que la moindre trace d'inflamma-

tion occupera encore le moignon. Peut-être enfin, en pratiquant
l'extirpation du peu qui reste de l'œil gauche ; je doute néanmoins
qu'il soit besoin de recourir à ce dernier moyen, si les mesures
préventives que je viens d'indiquer sont rigoureusement appli-
quées ;

3° Enfin nous agirons sur l'élément inflammatoire par des lo-
tions, des dérivatifs, des révulsifs, en même temps que, comme
résolutif, nous continuerons l'emploi de l'iodure de potassium qui,
joint à l'action de quelques vésicatoires, paraît déjà avoir imprimé
à l'état de la fonction visuelle une légère amélioration (Journal de
Galezowski et Piéchaud, 1872, page 9).

Mais les phénomènes inflammatoires du côté de l'œil droit persis-
taient et on a été obligé plus tard d'enlever le moignon de l'œil
gauche. Amélioration.

Obs. II. — Recueillie par moi dans la clinique de M. Galezowski.

Mme Ternard, âgée de 57 ans, a toujours été bien portante. Il y
a environ quinze ans en moissonnant, un épi de blé lui est entré
dans l'œil droit et y provoqua une inflammation très-intense, accompagnée de douleurs circumorbitaires, de larmoiements, de photo-
phobie, etc. ; dans peu de temps, la vue de cet œil était complètement
perdue, en même temps qu'un staphylôme s'y forma. L'autre œil
commençait aussi à souffrir, quand la malade vint à Paris à la con-
sultation de M. Desmarres, qui lui a excisé son staphylôme ; mais
l'œil suppura et la malade, après avoir beaucoup souffert, ne quitta
la clinique qu'au bout de plusieurs semaines. Elle était alors complètement guérie. Mais, au bout de quelque temps (cinq à six ans
après l'opération), le moignon s'est enflammé spontanément, pour
la première fois, et depuis elle a eu des poussées inflammatoires à
plusieurs reprises.

Toutes les fois que le moignon de l'œil gauche s'enflammait,
l'œil droit devenait rouge et douloureux, et la vue s'obscurcissait
considérablement au dire de la malade. C'était une ophthalmie
sympathique. Au mois d'avril 1874, elle se présentait à la clinique
de M. Galezowski. Le moignon de son œil blessé était enflammé et
douloureux ; l'œil droit était aussi le siége de vives douleurs, la
tension était augmentée, la conjonctive très-injectée, il y avait une
kératite parenchymateuse diffuse, et probablement une iridocyclite,
mais l'examen ophthalmoscopique était impossible à cause de l'o-
pacité de la cornée,

M. Galezowski a d'abord énucléé le moignon de l'œil autrefois excisé. Puis, le 25 avril, a pratiqué une iridectomie dans l'œil droit. L'amélioration a été lente à cause de l'étendue des lésions; cependant la vue commençait déjà à s'éclaircir peu de temps après. La malade n'avait jamais porté un œil artificiel.

Ces deux opérations sont très-concluantes. Elles prouvent péremptoirement la possibilité de l'apparition de l'ophthalmie réflexe, après l'ablation du segment antérieur du globe; — une observation de ce genre est citée dans la thèse de M. Rondeau ; malheureusement les détails manquent, et elle perd beaucoup de son intérêt.

« M. Follin, à l'hôpital Cochin, dit M. Rondeau, a fait l'énucléation du moignon d'un œil qui avait autrefois subi une section du segment antérieur, à cause de blessure; mais quelque temps après l'ablation partielle, une ophthalmie sympathique éclatait dans l'œil resté sain, faisant des progrès rapides, et même l'énucléation du moignon fut sans aucun bénéfice pour l'œil secondairement atteint » (Rondeau, loc. cit., p. 60).

En effet, l'énucléation est héroïque avant l'apparition de l'inflammation sympathique, quand il y a simplement ce que les ophthalmologistes appellent « une névrose sympathique, » caractérisée par des douleurs circumorbitaires, du larmoiement, de l'obscurcissement de la vue, et surtout par de la sensibilité au toucher de la région ciliaire (Graefe). Plus tard, une fois l'iridocyclite éclatée, il faut se garder de faire l'énucléation. Il paraît certain, dit Soelberg Wells (1), selon l'expérience de tous ceux qui font autorité sur ce sujet (entre autres de

(1) A treatise on the diseases of the eye. London, 1870, p. 214.

Mackenzie, Bowman, Critchett, Lawson, Graefe, Donders, Pagenstecher), que toute intervention chirurgicale sur le second œil durant le progrès de l'inflammation sympathique, non-seulement reste sans bénéfice, mais qu'elle est réellement nuisible, en augmentant la prolifération inflammatoire des exsudats qui se forment derrière l'iris, et en hâtant ainsi les progrès de la maladie au lieu de l'enrayer.

Nous avons déjà parlé des yeux depuis longtemps phthisiques ou atrophiés, à la suite d'une cause traumatique ou autre, qui s'affaissent, se rapetissent et sont réduits à de simples moignons.

Ces moignons peuvent rester inoffensifs et à l'abri de toute inflammation pendant longtemps, et même pendant la vie tout entière des individus qui en sont porteurs, sans causer aucune espèce de gêne qui puisse justifier leur extirpation.

Mais les choses ne se passent pas toujours ainsi. Il arrive souvent, et je pourrai citer un grand nombre d'observations, car on en trouve dans tous les travaux qui ont été faits sur l'ophthalmie sympathique et dans les journaux ophthalmologiques, il arrive, dis-je, que ces moignons, jusque-là indolores, soit spontanément, soit par le frottement de l'émail ou par une autre cause quelconque, deviennent irritables et douloureux, et finissent par provoquer tôt ou tard une ophthalmie sympathique de l'autre œil. Cet accident est surtout à craindre quand il reste encore sur le moignon douloureux des traces de cornée transparente.

« Il est aujourd'hui un fait bien établi, dit Lawson (1),

(1) R. O. H. Reports, 1869, vol. VI, p. 162.

que quand sur le moignon d'un œil perdu depuis longtemps il y a encore des restes du tissu cornéen trans-
parent, un œil artificiel ne peut être appliqué avec
sûreté. »

OBSERVATION III.

A l'hôpital Saint-Antoine, dans le service de M. Labbé, un homme
âgé de 40 ans, avait l'œil droit atrophié depuis plusieurs années;
en 1860, il commençait à souffrir du côté de son œil sain, la cornée
devint vasculaire et trouble et présentait une tache centrale, la
conjonctive injectée. L'œil resta rouge et douloureux, malgré les
nombreux traitements qu'on lui avait fait subir. Mais dès que
M. Labbé a fait l'énucléation du moignon de l'œil atrophié, toute
irritation cessa dans l'autre œil, les douleurs ont disparu et la vue
revint (Ledoux, thèse de Paris, 1871, p. 47).

OBSERVATION IV.

M. R..., âgé de 43 ans, ancien officier, a reçu un coup de feu à
l'œil gauche, qui entraîna l'atrophie de cet œil. Huit mois après,
la vue commença à baisser rapidement dans l'œil droit, au point,
que, lorsque le malade se présentait à M. Galezowski, le 3 fé-
vrier 1873, il ne pouvait plus se conduire tout seul qu'avec la plus
grande difficulté. L'examen a démontré l'état suivant :

Œil droit. — Pupille large, irrégulière, se contractant très-peu
sous l'influence de la lumière; pas d'injection notable; le champ
visuel diminué, particulièrement du côté externe. Le malade peut
distinguer à peine les caractères n° 50 Smellen. A l'ophthalmoscope, on constate que la papille est atrophiée.......... Plaques atro-
phiques sur la choroïde, exsudats plastiques, et dépôts pigmentaires. Pas de staphylôme postérieur, le malade n'a jamais été
myope.

Œil gauche. — Il est réduit à un petit moignon bosselé, rouge
et sensible au toucher, qui supportait une petite pièce d'émail.
On conseilla au malade d'ôter l'œil artificiel, et l'amélioration
étant nulle, on se décida, le 23 mars, à énucléer le moignon.

Amélioration légère, jusqu'au mois de mars 1874.

(Observation prise par moi dans la clinique de M. Galezowski).

Observation V.

Ophthalmie sympathique à la suite de l'irritation excitée par un œil artificiel improprement porté sur un moignon, qui présentait encore des restes de cornée transparente. Énucléation, guérison. (Lawson, O. H. Repports, 1869, p. 162).

Observation VI.

Perte de l'œil gauche à la suite de blessure par un éclat de capsule. Inflammation du moignon plus de sept ans après le traumatisme, suivie d'ophthalmie sympathique de l'œil droit. Énucléation du moignon. (Lawson, O. H. Repports, 1866, p. 42).

Observation VII.

W. E..., entre dans l'hôpital (Moorfields) le 15 janvier 1864, avec une inflammation du moignon de l'œil droit, perdu par accident, il y a quarante-cinq ans ; il n'a jamais souffert de cet œil que depuis six semaines, époque où il s'est enflammé sans cause appréciable. L'œil gauche était congestionné, la vue confuse. Le chirurgien enleva le moignon qui était enflammé, et dans lequel il trouva un décollement de la rétine et une plaque d'ossification sur la choroïde (Lawson, On injuries of the eye. London, 1867).

Observation VIII.

C. X..., âgé de 22 ans, avait perdu l'œil droit, dix-sept ans auparavant, d'un coup de canif. Depuis deux ou trois ans, cet œil s'enflammait souvent et devenait douloureux. Il y a deux mois, nouvelle inflammation et extension des douleurs à l'œil gauche qui devient rouge, injecté, l'humeur aqueuse est trouble, etc...

L'excision de l'œil blessé fut pratiquée par Critchett. On y trouva les altérations suivantes : L'iris avait contracté des adhérences avec la face postérieure de la cornée et semblait faire corps avec elle. La rétine, complètement décollée de la choroïde, s'étendait comme un cordon depuis l'entrée du nerf optique jusque sur les débris du cristallin. Le corps vitré avait complètement disparu, et l'espace formé entre la choroïde et la rétine était rempli de sérosité.

La choroïde avait conservé ses rapports avec la sclérotique, elle portait une lamelle osseuse. Après l'opération, les troubles visuels disparurent dans l'autre œil, ainsi que l'injection des vaisseaux. Malheureusement cette amélioration ne persista pas, et au bout de quelques semaines, on vit renaître l'inflammation (Lawson, *loc. citato*).

OBSERVATION IX.

Désirée Bosse, âgé maintenant de 25 ans, d'un tempérament lymphatique, née de parents sains, a toujours joui d'une excellente santé. A l'âge de 8 ans, elle a reçu sur l'œil droit, un coup de corne de vache, qui l'a largement entamé; tout le contenu, dit-elle, s'en est écoulé sur le coup, et, pendant trois semaines, elle est demeurée au lit, tant à cause de commotion générale qu'à raison des douleurs orbitaires qu'elle ressentait.

Après ces trois semaines, l'enfant se trouva guérie... Elle était borgne, mais le moignon n'était pas douloureux. Depuis ce moment, elle n'y a plus jamais éprouvé la moindre sensibilité.....

Dix ans après (à l'âge de 18 ans) l'œil gauche est devenu malade, et depuis elle a eu plusieurs attaques d'ophthalmie. Cet état a duré jusqu'à son entrée à l'institut ophthalmologique du Brabant, où, le 10 décembre 1870, on l'a reçue dans l'état suivant :

L'œil droit n'existe plus. Il est remplacé par un moignon n'ayant guère que la grosseur d'un fort pois chiche. Son segment antérieur est représenté par une petite cornée globulaire, restée complètement transparente, et derrière laquelle se remarquent les débris d'un petit cristallin phosphatique. Ce moignon est très-mou et parfaitement insensible au toucher. Il n'a jamais servi de support à une coque artificielle.

L'œil gauche offre un type parfait de kérato-conjonctivite chronique... le 25 juillet 1873, circoncision de la cornée, suivie d'une forte cautérisation au nitrate d'argent; aucune amélioration jusqu'au 14 novembre. Ne sachant plus à quel saint nous vouer, nous fîmes l'énucléation de ce qui restait de l'œil droit, opération justifiée, du reste, par le besoin d'en faire disparaître la cornée restante, sur laquelle on n'eût jamais pu, sans imprudence, appliquer un œil artificiel... Les succès en furent réellement magiques. Dès le lendemain, l'injection péricornéenne avait disparu, les vaisseaux kératiques s'étaient amoindris, toute sensation de douleur avait cessé. Cette amélioration s'est maintenue, a fait journellement des progrès, et trois mois et demi après l'énucléation, notre jeune fille voyait à lire et entrait en service, en qualité de femme de chambre, lisant et cousant sans difficulté.

Mais voici qui ajoute à l'intérêt de cette observation : A peine sortie de l'institut, elle se fit appliquer, par un industriel, une coque artificielle de pacotille qu'elle ne quitta plus. Mal lui en prit, le contenu de l'orbite, incessamment tourmenté, ne tarda pas à s'enflammer ; la conjonctive restante s'infiltra, se boursoufla sous les frottements de la coque. Ce n'est pas tout : à mesure que cet état s'exagérait, le second œil se reprit à son tour, et, quand elle nous revint, le 13 juin 1872, la vue de cet œil avait déjà notablement fléchi ; la cornée était rendue vasculaire, le cercle péri-kératique avait reparu ; les choses, en un mot, en étaient revenues à ce qu'elles étaient la veille de l'énucléation. Nous enlevâmes l'œil artificiel, des cataplasmes furent appliqués, et, en moins de huit jours, à mesure que l'inflammation s'affaissait, l'œil gauche se débarrassait de même, sans qu'aucun moyen de traitement y eût été adressé. (Observation rapportée par M. Warlomont, dans le congrès ophthalmologique de Londres. Compte rendu 1873, p. 17).

M. Warlomont rapporte encore deux ou trois observations fort intéressantes des moignons qui deviennent le point de départ de l'ophthalmie sympathique.

Les changements qu'on trouve dans ces cas, après l'énucléation des moignons, sont nombreux et très-intéressants. Le décollement rétinien est presque constant ; le cristallin, s'il existe, est souvent pierreux, phosphatique, et alors, comme la rétine quand elle est transformée en corde, il peut agir comme un corps étranger. Une des altérations pathologiques les plus fréquentes, ce sont les plaques d'ossification qu'on trouve dans la choroïde. Quelquefois il y a une petite coque osseuse. Ces altérations ont été étudiées par Wardrop, et, dans ces derniers temps, par Hulke(1), Iwanoff (2), Knapp (3) et par d'autres.

(1) Hulke, O. H. Rép. 1860-61, p. 69. clinical and anatom. observations, etc.
(2) Iwanoff, in Mooren's Symp. Gesichtsörungen, et Graef's Archiv.
(3) Archives of ophtalmology and otology, 1871-72, vol. II.

Les dépôts osseux peuvent coexister avec des con-
crétions phosphatiques et calcaires..., l'œil alors est
dur au toucher, souvent il est sensible et peut donner
lieu à des phénomènes sympathiques, D'autres fois il
reste indolent et ne provoque aucun accident.

Je pourrais, je le répète, citer ici un grand nombre
d'observations de moignons atrophiés, qui deviennent
douloureux et s'enflamment à plusieurs reprises, jusqu'à
donner naissance à des phénomènes sympathiques du
côté de l'œil opposé. Mais je crois que les observations
déjà rapportées suffisent amplement à le prouver. Du
reste, je renvoie mon lecteur aux thèses citées, de Bron-
deaux (1858), Rondeau (1866), Ledoux (1871). A l'excel-
lent travail de Mooren : « Des affections sympathiques
de la vue, » traduit par le Dr Lebeau, Liège, 1870. Aux
monographies de Lawson « On the injuries of the eye, »
London, 1867, et de White Cooper, sur le même sujet.
Dans ces travaux on trouve une foule d'observations
de ce genre, et surtout dans les rapports de l'hôpital
ophthalmologique de Moorfields-Hospital.

DEUXIÈME PARTIE

DE L'ABLATION PARTIELLE DU GLOBE DANS LES CAS DE STAPHYLÔMES

Le staphylôme, même total de la cornée, ne réclame pas toujours l'ablation. Souvent on obtient de bons résultats au moyen de l'iridectomie, de l'incision simple ou avec extraction du cristallin, qui est souvent opaque. L'excision d'un petit lambeau, l'opération de Stellwag (1), la trépanation préconisée par Bowman, etc., furent aussi utilisées avec succès ; dans ces cas, la tumeur s'affaisse et s'aplatit, les douleurs, s'il y en a, disparaissent, — et au bout d'un certain temps, on peut appliquer un œil d'émail.

Mais il y a des staphylômes trop volumineux pour être influencés par ces moyens. Tels sont les kératoglobes énormes, les staphylômes cicatriciels avec hydropisie de la chambre antérieur et avec ectasie de la sclérotique. Le globe de l'œil acquiert alors un volume considérable, au point que les paupières ne se ferment plus (bouphthalmos), et il est exposé à s'enflammer sous l'influence des agents extérieurs ou par l'irritation continuelle des cils ; il devient douloureux, gênant et peut même provoquer une affection réflexe de son congénère.

Mais il y a des staphylômes qui, quoique d'un volume moyen, ne cèdent pas non plus aux procédés susmentionnés, et qui en s'enflammant facilement et à ré-

(1) Meyer, Traité des opérat. qui se pratiquent sur l'œil. Paris, 1872, p. 191

pétition, deviennent très-pénibles et compromettants pour l'autre œil.

Dans beaucoup de ces cas, l'ablation devient inévitable, alors même que le malade ne la demande pas pour faire disparaître une difformité hideuse.

Mais il arrive souvent, dans les cas de staphylômes volumineux, que les tuniques internes et les milieux de l'œil sont profondément altérés par l'inflammation, — les vaisseaux de la choroïde et de la rétine sont distendus, anevrysmés, — la tension intra-oculaire est augmentée, l'œil est dur à la pression, et il est parcouru dans sa surface par des veines dilatées et tortueuses.

Tel est souvent le cas dans les staphylômes sclérochoroïdiens antérieurs, avec ou sans ectasie staphylômateuse de la cornée.

Faut-il alors opérer? et quelle opération doit-on choisir entre l'ablation partielle et l'énucléation?

Nous venons de donner les raisons pour lesquelles la nécessité d'une opération devient impérieuse. Quant au choix de l'opération, nous verrons que, dans les cas de staphylômes volumineux avec développement des vaisseaux et augmentation de la tension intra-oculaire, où on a à craindre une hémorrhagie violente, il est prudent de recourir à l'énucléation, et réserver l'ablation pour les staphylômes moins volumineux et non douloureux, où la tension du globe et les vaisseaux sont à l'état normal.

Du reste, on ne saurait poser des règles absolues dans les cas de staphylômes, pas plus que dans les blessures du globe, et nous pouvons ici répéter ce que disait Critchett, à propos de l'énucléation dans les traumatismes, qu'il faut examiner chaque cas sous son aspect particulier, et agir suivant les conditions dans lesquelles se trouve l'œil et suivant l'âge et les exigences du patient.

Il est clair que toutes les fois qu'il s'agit de ménager les apparences chez une jeune personne, par exemple, l'ablation partielle est à préférer; toutes les fois cependant qu'elle n'expose pas à un danger ultérieur qui ferait regretter la conduite du chirurgien.

On doit en outre, considérer la position sociale du malade. En effet, s'il s'agit d'une personne pauvre, vivant de son travail journalier, qui ne peut pas garder longtemps le repos et qui serait exposée à fatiguer trop vite l'œil resté sain, on fera bien de pratiquer l'énucléation, pour ne pas y penser quand il sera peut-être trop tard. Au contraire, dans les circonstances opposées, on peut recourir à l'ablation partielle.

Autrefois on traitait les staphylômes par des collyres résolutifs ou astringents, et par des caustiques (Wardrop). Les premiers ne sont qu'impuissants, mais les seconds sont non-seulement douloureux, mais fort dangereux. Graefe a essayé de produire l'affaissement de la tumeur et l'atrophie du globe, en traversant avec un séton la base du staphylôme, à la manière des anciens (Celse). On provoque ainsi une choroïdite suppurative aboutissant à l'atrophie de l'œil. Ce procédé est très-long et fort douloureux. Il est abandonné comme les précédents et à juste titre.

Aujourd'hui, en fait d'opération, il n'y a que l'ablation des staphylômes avec ou sans suture, qui est généralement pratiquée. Nous allons voir, chemin faisant, qu'elle est quelquefois insuffisante et dangereuse et que

dàns certains cas, il vaut mieux lui préférer l'énucléation.

Les anciens opéraient le staphylôme par trois procédés : 1° la ligature, 2° l'excision simple, 3° par ces
deux procédés combinés, comme dans l'opération décrite par Aétius (1).

Gritchett publia en 1863, un procédé nouveau qui
consiste à faire l'excision après avoir passé quatre ou
cinq aiguilles derrière le staphylôme, à travers la sclérotique, puis suturer la plaie (2).

Enfin Knapp, de New-York, imagina un procédé
très-ingénieux qu'on trouve décrit dans les Archives de
Graefe (1858). Nous en parlerons plus loin (3).

1° *De la ligature du staphylôme.*

Recommandée par Celse, Aétius, Paul d'Egine, la
ligature du staphylôme a été essayée une fois par Roux,
en 1827. Une vive inflammation survint, l'œil suppura
et toute chance de reconstituer la vision par une pupille
artificielle fut anéantie (4).

En 1857, dans le congrès de Bruxelles, M. Borelli a
cité une observation de staphylôme partiel qu'il a traité
par le ligature après l'avoir traversé dans sa base par
deux aiguilles fines disposées en croix. Au bout de
quelques jours, la petite tumeur tomba; et par la trac-

(1) Aetii tetrabiblos, Lugduni, 1559, chap. 57; voir aussi Anagnosta-
kis « Chir. ocul. des anciens. » Athènes, 1872. p. 33.
(2) Royal London ophthalmic hospital reports, 1863, p. 1.
(3) Graef's, Archiv fur. Ophthalmologie. Band. I, p. 275.
(4) Deval, Traité des maladies des yeux, p. 380. Clinique, 1828,
n° 8.

tion que la ligature avait exercée sur la partie saine de
la cornée, celle-ci s'est distendue, et on a pu rendre au
malade une vision satisfaisante en pratiquant une pupille artificielle (1).

2° *De l'excision simple ou ablation sans suture.*

L'excision totale ou partielle était aussi pratiquée par
les anciens et cependant, en commençant l'incision
par en haut ou par en bas, ou en employant un couteau *ad hoc*, ou un simple couteau lancéolaire, on en a
fait une foule de procédés, oubliés aujourd'hui. L'a-
blation complète du staphylôme par sa base et sans
suture porte le nom « de procédé de Beer. »

« Parmi les méthodes opératoires, dit Sichel (1), nous
n'en voyons que deux qui sont vraiment utiles, celles
de Beer et celle de Scarpa. Il n'y a aucune nécessité
d'en inventer d'autres, comme on s'est efforcé de le faire.
Ces inventions, dans notre sens, sont moins le fruit
d'un besoin réel que le désir d'innover, désir dont
l'esprit humain a tant de peine à se défendre. Quant à
nous, dans des cas très-nombreux que nous avons traités
et opérés, nous avons toujours parfaitement réussi par
les deux méthodes que nous venons de nommer. Il ne
nous est jamais resté rien à désirer, et aucun accident
n'est advenu que nous ayons pu, avec quelque semblant
de justice, imputer à la méthode et non aux circonstances elles-mêmes (2). »

Je crois qu'il y a beaucoup d'exagération dans cet
éloge de l'ablation totale.

(1) Compte-rendu du congrès ophthalmologique de Bruxelles, 1857.
(2) Considér. anatom. et pratiques sur le staph. de la cornée et de
l'iris. Archiv. gén. de méd. et de chir., 1847, t. XIV, p. 477.

- Mais Beer avait déja rapporté qu'il avait fait cette opération plus de cent fois, sans avoir que trois ou quatre cas de suppuration ! (1).

Beer cependant, si je ne me trompe, est un des premiers qui ont signalé une hémorrhagie accompagnée de douleurs violentes, à la suite de l'ablation des staphylômes.

Lawrence (2), Mackenzie (3), Desmarres (4) et Sichel (4), qui ont eu plusieurs fois l'occasion de pratiquer cette opération, quoiqu'ils la préfèrent à tous les autres procédés alors employés, rapportent tous cependant plusieurs cas d'insuccès à cause d'hémorrhagie ou de suppuration consécutive du reste du globe. Mais ils sont d'accord pour regarder ces cas comme exceptionnels, et pour conseiller cette opération comme la meilleure conduite à suivre.

De nos jours l'ablation des staphylômes sans suture n'est plus réputée une opération si inoffensive comme elle était jadis. Aujourd'hui, l'excision simple non-seulement n'est plus en vogue, mais elle devient de plus en plus rare, comme il arrive pour beaucoup d'autres opérations très en faveur parmi les chirurgiens d'autrefois.

Voici, par exemple, comment elle est jugée dans un des meilleurs traités d'ophthalmologie, publié en Angleterre et traduit en français, le traité de M. Soelberg Wells (5) : « un exsudat plastique est épanché (après

(1) Lerhe von den Augenkrakheiten, vol. II, p. 216 (Wien, 1817).
(2) Lawrence. A treatise on the Diseases of the eye London, 1844. p. 366.
(3) Mackenzie, trad. franc., vol. I, p. 835, et vol. II, p. 208.
(4) Traité des maladies des yeux, 2e éd., vol. II, p. 341 et suiv.
(5) Iconograph. ophtal., texte p. 384.
(6) A treatise on the Diseases of the eye London, 1870, p. 143.

l'ablation) et une cicatrice plus ou moins solide en résulte. Le globe diminuera un peu de volume, mais il restera probablement un moignon passablement propre pour l'application d'un œil artificiel. Le résultat de l'opération n'est cependant pas toujours si favorable. Une portion considérable de l'*humeur vitrée peut s'échapper* de la plaie, et une hémorrhagie consécutive se déclarer, ou la suppuration du globe peut avoir lieu, accompagnée de fortes douleurs et d'une vive réaction. Alors le globe s'affaisse et se contracte, ne laissant qu'un moignon tout petit, doué d'un faible degré de mobilité, insuffisant pour l'adaptation de l'œil en émail. »

Lorsque la guérison marche régulièrement, la circonférence de la plaie bourgeonne vers le centre, la surface du corps vitré se recouvre d'une pellicule mince, qui s'organise bientôt en une membrane grisâtre et vasculaire ; ainsi s'accomplit la cicatrisation. La cicatrice qui en résulte, en se contractant peu à peu, prend tantôt la forme linéaire, tantôt une disposition en croix (1).

Mais les choses sont loin de se passer toujours d'une manière si simple et si régulière, comme il serait à désirer. Et je crois pouvoir avancer que la suppuration consécutive, la panophthalmitis, arrive au moins dans la moitié des cas, si ce n'est plus souvent. L'hémorrhagie consécutive elle-même est encore assez fréquente ; or, après un épanchement du sang, même modéré, entre la choroïde et la rétine, ou entre la sclérotique et la choroïde, la suppuration est presque inévitable, c'est ce que tous les observateurs ont noté.

(1) Sichel. De la manière dont se fait la cicatrisation après l'opération du staphylôme. Archiv. gén. de méd., 1847, t. XIV, p. 315, et texte de son atlas, p. 384.

« Une des plus fâcheuses conséquences, dit M. Wecker, de l'opération du staphylôme est l'inflammation suppurative de l'œil. Sans compter les vives souffrances que cet accident provoque, il en résulte un rapetissement excessif du globe, défavorable à la prothèse. Cette inflammation suppurative s'observe surtout lorsqu'il se fait dans la cavité de l'œil un épanchement considérable du sang, par suite de la diminution brusque que l'opération du staphylôme produit dans la tension intra-oculaire, tension que la maladie a souvent augmentée.

« Ces hémorrhagies peuvent même être assez considérables pour détacher les membranes internes, particulièrement la rétine, et les pousser vers la plaie.

« Nous avons opéré en Russie (continue M. Wecker) une jeune fille atteinte d'un staphylôme tellement considérable que les paupières n'en recouvraient même pas la moitié. Un flot de sang s'écoula après l'ablation, et ce ne fut qu'à l'aide d'une compression très-énergique que nos parvînmes à arrêter l'hémorrhagie. La suppuration de l'œil s'ensuivit. C'est pour éviter ces complications fâcheuses qu'il est prudent, dans les cas de staphylômes très-considérables, surtout quand il s'y joint une exagération de la pression intra-oculaire, de pratiquer l'énucléation suivant le procédé de Bonnet qui conserve intacts les muscles de l'œil. Le moignon qu'ils forment est presque aussi propre à recevoir une pièce artificielle que celui qu'on obtient d'un œil phthisique ou fortement atrophié par la suppuration. En outre, on hâte considérablement la guérison, qui après l'opération de Bonnet, arrive au bout de 8 à 15 jours, tandis qu'après l'ablation de staphylôme, même en admettant qu'il ne survienne pas de complication, elle met au moins quatre ou six semaines à se faire (1).

Quelquefois, raconte Desmarres (2), le sang provenant du fond de l'œil peut continuer à couler pendant 2 ou 3 jours, malgré les moyens employés. Un caillot se forme enfin dans la coque oculaire, et quelquefois encore entre la choroïde et la sclérotique, qui se trouvent ainsi décollées. Le sang s'accumule peu à peu sous la paupière supérieure et forme un caillot volumineux qui la soulève jusqu'à la limite de son extensibilité, de sorte que l'œil vu d'un peu loin semble frappé d'un phlegmon. La paupière supérieure est quelquefois tellement distendue qu'elle est menacée de tomber en gangrène ; elle prend une couleur livide et se recouvre de nombreuses phlyctènes. Si, malgré toutes les précautions, un caillot volumineux se forme sous la paupière, il est éliminé peu à peu par la suppuration.

Quelquefois, dans ces circonstances, survient un phelgmon et l'atrophie de l'œil. C'est une observation que nous avons faite plusieurs fois, et entre autres chez un ancien soldat, dont l'œil gauche avait été atteint, en 1812, d'une balle, qui avait produit une amaurose et une cataracte que nous trouvâmes pierreuse.

L'hémorrhagie peut être immédiate ou apparaître quelques jours après l'opération.

Nous empruntons au même auteur l'observation suivante :

(1) Wecker, Traité des maladies des yeux, t. I, p. 355 (1867).
(2) Desmarres, Des accidents qui surviennent après l'opération du staphylôme, loc. cit., p. 356.

Observation X.

Une jeune personne de Montmartre, fille d'un artiste de l'Opéra-Comique, âgée de 18 ans, d'une figure régulière, était atteinte du côté gauche d'un staphylôme conique considérable, compliqué d'hydrophthalmie.

Aucune profession ne lui était ouverte; ses parents trèspauvres ne pouvaient la placer nulle part. L'œil d'ailleurs s'enflammait de temps en temps et réclamait les secours de l'art. Je songeai tout d'abord à enlever la cornée en entier. L'opération ayant été acceptée, je traversai la tumeur d'un fil et donnai lentement issue à l'humeur aqueuse, craignant qu'une hémorrhagie ne se produisît brusquement. Cette précaution ne fut pas utile, car aussitôt que l'œil fut affaissé, la jeune fille se plaignit d'une douleur excessive dans le fond de l'orbite, les sourcils et sur les ramifications de la cinquième paire; et tout aussitôt, au lieu de continuer à s'affaisser, l'œil ne tarda pas à reprendre le volume qu'il avait perdu pour un instant. Une hémorrhagie venait de se faire à la surface de la choroïde, et quelques gouttes de sang, qui s'échappèrent par la double petite ouverture faite par l'aiguille, ne laissèrent aucun doute à ce sujet. Je retirai rapidement le fil de la plaie, fermai les paupières, recommandai des applications d'eau glacée, et l'hémorrhagie fut ainsi arrêtée.

Le lendemain, l'œil était dans de très-bonnes conditions, et vers le cinquième jour, comme il était évident pour moi que le sang commençait à se résorber, et que l'hydrophthalmie tendait à se reproduire, je pratiquai une ponction dans la sclérotique, à la partie inférieure et externe de l'œil, donnai issue à un peu de sang noirâtre et introduisit une mèche dans le globe oculaire dans le but de l'enflammer. Une hémorrhagie n'était plus à craindre à ce moment, car la présence du sang dans l'intérieur de l'œil avait produit une irritation suffisante pour s'opposer à la récidive de cet accident. Les choses marchèrent régulièrement. Tous les deux jours, j'ouvris la plaie avec un stylet, et peu à peu l'œil s'affaissa complètement. Aujourd'hui, depuis sept mois déjà, la jeune fille porte un œil artificiel qui cache entièrement sa difformité.

Desmarres attribuait une grande importance au fil qu'il était dans l'habitude de passer à travers la base de staphylôme, ou un peu derrière, avant d'opérer l'ablation. C'était d'abord pour lui un bon moyen de fixation, car les érignes, en déchirant les tissus, lâchaient facilement prise. Ensuite le liquide, qui coulait goutte à goutte par la double ouverture faite par l'aiguille, permettait la diminution graduelle de la tension intra-oculaire et éloignait le danger de l'hémorrhagie. Quoi qu'il en soit, si l'observation qui précède ne milite pas en faveur de cette précaution, au moins, la prouve inutile.

OBSERVATION XI.

M. Stæber, de Strasbourg pratiqua l'ablation totale du staphylôme chez un enfant âgé de 4 ans. Une hémorrhagie eut lieu au-dessous des tuniques internes. Il se forma une tumeur noirâtre, plus volumineuse que le staphylôme enlevé, paraissant due à la projection de la choroïde et de la rétine par une accumulation du sang derrière ces membranes. La tumeur augmenta de volume, devint consistante et plus tard offrait l'aspect d'un fongus du volume d'une noix. Quelque temps après, l'œil ayant été énucléé, on reconnut que la tumeur était composée d'une masse fibreuse, sans trace de dégénérescence maligne. (Annales d'oculistique, tome XXVII, p. 182.)

OBSERVATION XII.

Staphylôme peu volumineux de l'œil droit, à la suite d'une ophthalmie granuleuse, chez un ancien militaire âgé d'environ 30 ans et d'une constitution débilitée. —Il y a eu plusieurs attaques d'inflammation très-douloureuses, l'autre œil était menacé. L'œil ayant été fixé par une érigne, la résection en fut opérée au moyen du couteau de Beer. Aussitôt toutes les humeurs du globe s'échappèrent de la plaie et une hémorrhagie abondante se déclara. On a réussi à l'arrêter à l'aide des applications glacées. Vers le soir, l'hémorrhagie reprit avec une intensité plus grande, tamponnement de l'orbite. Le lendemain, douleurs violentes, réaction vive, fièvre; le tout se termina par la suppuration. (Hairion, de Louvain. Annales d'ocul. 1850, p. 60.)

Observation XIII.

Susanach W., âgée de 40 ans. Il y a quelques mois, se heurta contre une porte dans l'obscurité et se fit une blessure sur la tempe gauche qui intéressa aussi l'œil correspondant. Celui-ci s'enflamma et devint staphylomateux. Depuis, la malade a eu plusieurs poussées inflammatoires accompagnées de vives douleurs. M. Lawson se décida à faire l'excision du globe, neuf mois après l'accident. Pendant l'opération, rupture de la partie staphylomateuse, les humeurs s'échappent et une hémorrhagie se déclare. Dans ces cas, ajoute Lawson, l'hémorrhagie se fait toujours entre la choroïde et la sclérotique, comme l'a démontré Hulke (Lawson, On the different formes of hemorrhage wilhin the eye-ball produced by injury. Brit. med. journal, 1865. Tome II, p. 582).

Outre l'hémorrhagie et les douleurs violentes, plusieurs auteurs ont signalé, parmi les accidents de cette opération, des vomissements, des convulsions et d'autres troubles fonctionnels, dus à une vive réaction.

On a même cité un cas de mort, d'un étudiant en médecine, à Florence, qui aurait succombé dans le délire après l'ablation du staphylôme (1). Je sais bien qu'on a rapporté des accidents analogues, même après l'opération de la cataracte (2) par extraction, mais ces cas, s'ils sont authentiques, sont tellement rares et exceptionnels qu'ils ne méritent pas d'être comptés parmi les inconvénients de l'opération qui nous occupe.

Un autre défaut, qui doit entrer en ligne de compte, c'est la lenteur avec laquelle la cicatrisation s'accomplit quelquefois après l'ablation du staphylôme. Ce travail est souvent tellement languissant qu'il peut se prolonger

(1) Charles Deval, loc. cit., p. 379.
(2) Compte-rendu du congrès de Heidelberg (1863). Annales d'ocul. 1864, vol. I, p. 241.

pendant plusieurs semaines. L'ouverture du globe reste alors béante et laisse voir à nu les humeurs transparentes, si elles sont restées en place.

Mais une des suites les plus fâcheuses et malheureusement les plus fréquentes de l'ablation de staphylôme, c'est l'inflammation suppurative du globe.

Nous avons déjà vu que, quoique les auteurs anciens regardent cette opération comme une des plus inoffensives, tous, cependant, relatent des cas de suppuration.

Pour mon compte, j'ai vu pratiquer cette opération cinq ou six fois, et, dans la moitié des cas, l'œil suppura. Il y a à peine un mois, est entré dans le service de M. le professeur Broca (Hôpital des Cliniques), un homme robuste et fort, bien portant, du reste, dont l'œil gauche était devenu staphylomateux à la suite d'un accident. On lui a fait l'ablation. Une petite hémorrhagie eut lieu pendant l'opération. Le lendemain, il avait des douleurs atroces et un phlegmon de l'œil se déclarait. L'œil est complètement détruit par la suppuration et le malade est encore en convalescence.

3° *De l'ablation du staphylôme avec la suture de la plaie.*

Nous avons vu que les anciens opéraient le staphylôme par la ligature et par l'excision sans suture. Ces procédés sont reproduits dans les traités de Scarpa (1), de Demours (2), de Middlemore de Birmingham (3), et d'autres.

---

(1) Trattato delle matat. degli ochii. Pavia, 1816, vol. II, p. 146.
(2) Traité des maladies des yeux. Paris, 1818.
(3) Treat. of the diséases of the eye, vol. I, p. 502 et 571.

Un autre procédé, qui se rapproche un peu de celui de Critchett, est décrit dans Aétius (1). Il consiste à passer deux aiguilles en croix armées d'un double fil à travers la base de la tumeur, de faire quatre nœuds, les serrer fortement et puis exciser le staphylôme, en laissant la ligature.

Le procédé de Critchett, aujourd'hui le plus généralement employé, a été imaginé, ou au moins décrit par l'auteur, en 1863, dans les rapports de Moorfields-Hospital (2).

Voici comment il expose ses avantages :

« En réduisant un staphylôme, dit l'auteur, on se propose d'obtenir un moignon (un bulbe) solide, élastique, plein de liquide, aplati sur sa face antérieure et d'un tiers environ moins volumineux que le globe lui-même ; cette dernière condition étant la meilleure pour l'adaptation d'un œil artificiel, et la conservation des mouvements.

« Pour atteindre ce but, il importe de marquer d'avance la grandeur et la forme de la pièce qu'on veut retrancher, permettre l'issue d'une petite quantité du contenu liquide du globe, sans laisser le corps vitré s'échapper en bloc et brusquement, offrir enfin un certain appui qui supporte les vaisseaux durant l'opération...

« La présence des aiguilles fait obstacle à la sortie du cristallin et de l'humeur vitrée. Leurs points d'émergence indiquent les lignes des incisions... Ce procédé met à l'abri de l'hémorrhagie et de la suppuration.

(1) Loc. cit.
(2) On the operation of abscission in staphylcme, R. L. O. H. R., 1863, t. IV, p. 1.

« Sur une trentaine de cas, qu'il a été pratiqué par moi (M. Critchett) et par mes collègues de Moorfiels-Hospital, la suppuration n'est survenue que quatre fois seulement,

« Généralement, je laisse les *sutures en place pendant quelques semaines*. Quelquefois elles tombent spontanément, et s'il n'en est pas ainsi, on les enlève aussitôt que la réunion s'est accomplie. En examinant les cas deux ou trois mois après, on trouve un bulbe mobile, aplati, avec une cicatrice linéaire transversale, dont l'angle externe est plutôt proéminent. Sur lui un œil d'émail est admirablement ajusté et se meut dans des limites beaucoup plus étendues que sur les moignons obtenus par les procédés ordinaires. »

Rien que par la lecture des considérations qui précèdent, écrites cependant par l'auteur lui-même, nous savons déjà, 1° que la suppuration est encore assez fréquente ; 2° qu'on est obligé de laisser les sutures en place pendant plusieurs semaines, et que, par conséquent, la cicatrisation est très-longue (et j'ajoute douloureuse), et que la réunion ne se fait pas toujours par première intention ; 3° enfin qu'il y a un angle externe parfois trop proéminent, qui, comme il a été observé (Meyer), gêne beaucoup à la prothèse. Une seule fois, j'ai vu ce procédé pratiqué, c'était, je crois, en 1869, dans la clinique de M. Galezowski, et la suppuration en fut le résultat.

Mais outre ces inconvénients déjà assez considérables, ce procédé a été accusé d'avoir provoqué l'irritation sympathique de l'œil sain. Il était à prévoir, en effet, que, en traversant la région ciliaire par quatre ou cinq aiguilles et en laissant sur place les fils pendant des semaines entières, on risquait à exciter une irritation

suffisante pour donner naissance à l'ophthalmie sympathique. C'est ce qui est arrivé effectivement. Nous
trouvons dans les archives de Graefe (1), sur ce sujet, les
détails suivants :

« Il y a peu de temps, écrit M. Knapp de New-York,
à l'occasion d'une visite au Royal London Ophtalmic-
Hospital (Moorfields), quelques-uns de mes collègues
de là-bas me racontèrent qu'ils avaient observé, après
l'opération du staphylôme avec sutures sclérales, selon
le procédé de Critchett, une inflammation intense du
globe opéré et l'irritation sympathatique de l'autre œil,
irritation aggravée jusqu'à provoquer une iritis exsudative, qui aurait exigé plus tard l'extirpation complète
du globe jadis staphylomateux. Si d'autres observations
de ce genre ont été faites, je l'ignore. Moi-même j'ai
opéré quelquefois par ce procédé et j'ai vu suivre, le
plus souvent, une guérison par première intention sans
irritation ; pourtant aussi quelquefois, une choroïdite
purulente s'en suivit. Quand même cette dernière ne
serait pas un grand malheur dans pareils cas, l'observation de Moorfiels-Hospital ne fit qu'augmenter les
appréhensions que j'avais déjà contre cette opération, à
cause surtout de l'introduction de quatre ou cinq aiguilles à travers la région ciliaire. Je croyais que les
sutures, en restant huit et quatorze jours dans la plaie,
pouvaient agir comme des corps étrangers sur cette région de l'œil si irritable, et exciter une irritation sympathique dangereuse.

« En conséquence, la pensée se présente du premier
coup de passer les fils au lieu à travers la sclérotique et

(1) Graefe's. Archiv., 1878, vol. XIV, Bd., p. 275.

la région ciliaire, simplement à travers la conjonctive
et d'obtenir ainsi la réunion en rapprochant les lèvres
de la plaie. (Suit une observation et la description dé-
taillée du procédé de Knapp.)

Je dois dire cependant que l'idée de la suture con-
jonctivale n'était pas tout à fait neuve. Quelques oculistes, après l'ablation partielle, faisaient parfois un ou
deux points de suture en traversant la conjonctive seule.

Charles Deval attribue à Critchett le procédé suivant :

« Dans la manœuvre de Critchett (?), dit Deval, la
conjonctive scléroticale est circulairement detachée le
long des racines du staphylôme ; des fils sont passés
à travers la conjonctive ainsi décollée et ils ne sont
liés qu'après l'ablation de la masse morbide » (1). Ceci
a été écrit en 1862.

Enfin, M. Wecker, dans le relevé statistique de sa
clinique en 1872, a décrit un nouveau « procédé d'ablation de staphylôme » (2), qui est à peu près identique
aux précédents.

J'ai vu, dans la clinique de M. Wecker, un garçon
de 6 ans, opéré par ce procédé avec succès ; mais comme
on n'avait pas encore appliqué un œil artificiel, on ne
saurait pas juger du résultat final. Le moignon était
très-beau, très-régulier ; quant à la conjonctive, elle
paraissait tiraillée et il y avait des traces de cornée
demi-transparente sur la cicatrice, qui cependant avec
le temps peuvent se transformer en tissu fibreux cicatriciel.

Quoi qu'il en soit, ces procédés avec suture conjonc-

(1) Deval, loc. cit., p. 380.
(2) Wecker, relevé stat., 1872; p. 20.

tivale, n'ont pas encore été assez expérimentés, je crois, pour qu'on puisse évaluer leurs avantages ou critiquer leurs défauts.

Quant à celui de Critchett, nous avons vu qu'il expose à des accidents sérieux. Voici encore quelques faits.

Observations XIV.

Un garçon de 15 ans avait un staphylôme d'origine traumatique dans l'œil droit, qui s'enflammait souvent. La vision commence à baisser dans l'œil sain. Alors M. Smith (chirurgien de Leeds general infirmary) pratiqua l'ablation par le procédé de Critchett. Cette opération a été suivie d'une inflammation violente avec troubles, généraux, qui cependant ont été conjurés, et le malade guérit en conservant un bon moignon (Brit med. journal, 1865, I p. 116).

Observations XV.

M. P., licencié en droit, âgé de 35 ans. Dans son enfance, il a reçu un coup de ciseaux dans l'œil droit en jouant avec sa sœur. La blessure se cicatrisa en peu de temps, mais l'œil devint le siége d'un staphylôme volumineux, qui a été opéré en 1866 par M. Follin, à l'hôpital Cochin, par le procédé de Critchett.

Au mois d'avril 1873, le moignon commença à devenir douloureux pour la première fois et gênant pour le malade. Bientôt les souffrances s'étaient tellement exagérées qu'on a songé à l'extirpation. Mais comme il avait autrefois contracté la vérole, on lui fit subir un traitement antisyphilitique pendant deux mois, sans une amélioration notable et durable.

Au mois de décembre de la même année, le moignon étant rouge et douloureux, et l'œil sain menacé, M. le professeur Trélat pratiqua l'énucléation du moignon ; peu de temps après tout accident disparut (Je dois cette observation à un des élèves de M. Trélat, M. Albert Perriquet.)

Deux cas tout à fait analogues au précédent ont été observés, l'un par M. Trélat, l'autre par M. Duplay (communications verbales). Malheureusement je n'ai pu

avoir les observations. Chez le malade de M. Duplay,
une irritatation sympathique existait déjà dans l'œil
sain.

Le procédé de Critchett a été abandonné, même en
Angleterre, par la plupart des chirurgiens. Mon ami,
M. le Dʳ De Necke m'écrivait dernièrement de Londres,
que M. Bowman ne l'emploie plus.

Enfin, M. Lawson, dans une lettre qu'il a bien voulu
m'écrire sur ce sujet, s'exprime ainsi :

« Mon sentiment personnel est contre l'*abscision du globe*
(opération de Critchett), car j'ai vu des cas dans lesquels
l'irritation sympathique de l'œil sain suivit cette opération dans un temps variable. Dans chacun de ces cas,
toute irritation se dissipa après l'énucléation du moin-
gnon.

« Toutes les fois cependant qu'il importe beaucoup de
ménager l'apparence personnelle, l'*abscision* peut être
pratiquée, mais sans que les tuniques internes du globe
soient prises dans les sutures qui ferment la plaie. Il est
bon que le malade soit placé sous la surveillance d'un
chirurgien. »

Paris. A. Parent, imprimeur de la Faculté de Médecine, rue Mᵗ-le-Prince 31

9 782019 277581